LA CURE THERMALE

A

AIX-LES-BAINS

PAR

Le Docteur Henri-Aug. VOISIN

Ancien Interne pre des Hôpitaux de Paris
Médecin de l'hôpital d'Aix-les-Bains
Membre de la Société de Médecine de Paris
de la Société d'Hydrologie de Paris
de la Société des Praticiens
de l'Association des Médecins de la Seine

PARIS
IMPRIMERIE F. LEVÉ
RUE CASSETTE, 17

—

1907

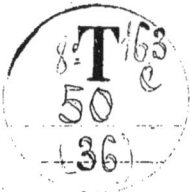

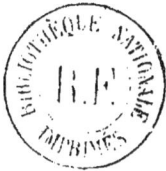

LA

CURE THERMALE

A

AIX-LES-BAINS

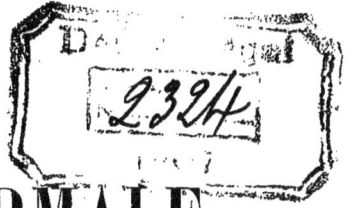

LA CURE THERMALE

A

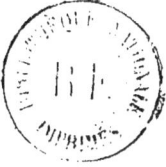AIX-LES-BAINS

PAR

Le Docteur Henri-Aug. VOISIN

Ancien Interne p^{re} des Hôpitaux de Paris
Médecin de l'hôpital d'Aix-les-Bains
Membre de la Société de Médecine de Paris
de la Société d'Hydrologie de Paris
de la Société des Praticiens
de l'Association des Médecins de la Seine

PARIS
IMPRIMERIE F. LEVÉ
RUE CASSETTE, 17

1907

DU MÊME AUTEUR :

La Cure de lavage interne à Aix-les-Bains. *Gazette des Hôpitaux*. Levé, 1906.

Le Traitement de la Sciatique rhumatismale à Aix-les-Bains. Communication à la Société d'Hydrologie. Masson, 1907.

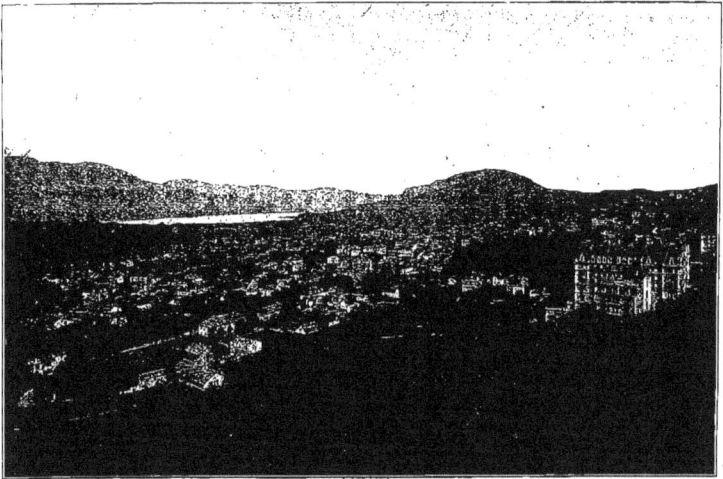

Vue générale d'Aix-les-Bains et du lac du Bourget, prise de la Roche-du-Roi.

LA CURE THERMALE

A

AIX-LES-BAINS

PRÉAMBULE

L'expérience des siècles et les observations montrent qu'une eau thermale a une action propre et déterminée : les anciens médecins expliquaient ces vertus thérapeutiques par le Génie des eaux qui les animait et les vivifiait. Aujourd'hui ce *quod divinum,* ce vitalisme des eaux semble être la radio-activité et cette qualité a donné aux eaux d'Aix-les-Bains leur réputation séculaire sur les douleurs articulaires et musculaires, sur les rhumatismes, sur l'arthritisme, sur la goutte, sur tous les troubles consécutifs aux lésions articulaires.

La manière d'employer ces eaux a pu varier selon les idées médicales et, j'oserai dire, la mode ; mais la base du traitement est l'application de l'eau sulfureuse.

Ce principe qu'il semblerait inutile de rappeler a pourtant besoin de l'être. Depuis plusieurs années, une expression, qui définit une des pratiques de la station, est venue donner le change sur la caractéristique de la station thermale d'Aix-les-Bains : *douche-massage* semblait tout synthétiser, et bien des patients, comme beaucoup de praticiens, sont arrivés à croire qu'une douche-massage quelconque équivalait à un traitement d'Aix-les-Bains. Il se faisait une confusion entre le mode d'application des eaux avec leur application même, oubliant la grosse importance des bains, des douches de vapeur sulfureuse, des exercices de piscine.

Et, je me répète, si la douche-massage désigne clairement une manière fréquente d'utiliser les eaux d'Aix-les-Bains, elle ne saurait à elle seule remplacer leurs qualités et leurs autres emplois thérapeutiques.

Cette expression trop exclusive laissait aussi dans l'ombre la nécessité pour le malade de boire et de boire largement pour laver ses reins, pour entraîner au dehors les déchets de l'organisme et l'obligation pour lui de suivre un régime approprié.

La cure d'Aix-les-Bains doit être considérée comme une cure externe fortement secondée par une cure interne et c'est en unissant les deux que le baigneur retire le meilleur effet des eaux et évite les petits incidents qui jadis faisaient craindre leur force.

CHAPITRE PREMIER

LES EAUX

Deux sources, fournissant l'énorme débit de 4 millions de litres par vingt-quatre heures, alimentent l'Etablissement thermal.

L'une, source de Soufre, jaillit dans l'Etablissement même; l'autre, source d'Alun ou Saint-Paul, est captée à la sortie du rocher, à environ 80 mètres de la précédente, au fond d'une grotte curieuse à visiter. Malgré son nom, il n'y a pas traces d'alun dans la source qui porte ce nom : Daguin déjà en 1773 s'était élevé contre cette dénomination impropre; mais l'usage a prévalu.

Ces deux sources, presque identiques par leurs caractères physiques et chimiques, ont probablement la même origine et ne seraient que la bifurcation d'un canal souterrain d'abord unique.

L'eau thermale est claire, limpide, d'odeur légèrement sulfureuse, de goût peu accentué : réaction alcaline, densité 1,0024; elle marque 4° au sulfhydromètre Dupasquier. Sa température est de 45° au griffon de la source de Soufre, de 46° à celui de la source Saint-Paul. Elle contient en suspension de nombreux flocons de barégine, matière organique, grasse et onctueuse qui la rend essentiellement propre au massage et que l'on observe aisément dans l'eau des baignoires et des piscines.

L'analyse de ces Eaux a fait l'objet de nombreuses recherches : nous ne pouvons passer sous silence les études de Cantu, de Turin; des chevaliers Gimbernat (1822), Michelotti (1827), Griffa (1828); de Dupasquier, Bonvoisin, Dacquin, Socquet, Davat, et surtout de Bonjean, pharmacien à Chambéry, auteur d'une *Analyse chimique des Eaux minérales d'Aix en Savoie* (1838).

Nous rappelons l'analyse faite par Wilm, en 1878, qui donne sensiblement la même composition pour les deux sources :

	de Soufre	Sources d'Alun
Hydrogène sulfuré libre	$3^{mgr},90$	$3^{mgr},74$
Soufre à l'état d'hyposulfite . .	$3^{mgr},84$	$3^{mgr},60$
Gaz acide carbonique	$47^{cc},15$	$44^{cc},58$
Azote	$13^{cc},03$	$12^{cc},5$
Carbonate calcique	$0^{gr},1894$	$0^{gr},1623$
— magnésique.	0,0105	0,0176
— ferreux.	0,0010	0,0008
Silice	»	0,0175
Total du dépôt par ébullition	0,2009	0,1983
Silice	0,0479	0,0365
Sulfate de chaux	0,0928	0,0365
— de magnésic.	0,0735	0,0493
— de soude	0,0327	0,0545
— d'alumine	0,0081	0,0003
Chlorure de sodium	0,0300	0,0274
Phosphate de chaux	0,0076	traces
Total des principes restés dissous	0,2916	0,2461
— — fixes dosés	0,4926	0,4433

Une source froide, à 11°, débitant environ 2 millions de litres par vingt-quatre heures, a été amenée dans l'Etablissement et sert aux besoins de l'hydrothérapie froide et des douches tempérées et écossaises. Son addition à l'eau chaude permet de faire osciller à volonté la température des douches et le traitement ne consiste plus à échauder le malade, comme il était fait dans les temps passés et comme s'en plaignait encore le Dr Legrand.

L'origine de ces eaux thermales est absolument ignorée : de nombreuses théories ont vu le jour pour expliquer la genèse des sources chaudes ; nous citerons la dernière théorie émise par le professeur A. Gautier.

En se formant, les roches primitives ont emmagasiné de la vapeur d'eau ; l'eau fait corps avec la roche, non pas comme eau d'imbibition, mais bien comme eau de composition. C'est ainsi qu'un kilogramme de granit chauffé au rouge sombre dégage dans le vide de 10 à 16 grammes de vapeur d'eau. Que par suite du tassement incessant de la croûte terrestre, un kilomètre cube de roche s'effondre et se rapproche du noyau igné central, la quantité d'eau aussi libérée ne s'élèvera pas à moins de 25 à 30 millions de tonnes. Cette eau volatilisée occupera un volume de plus d'un milliard de mètres cubes et jouira d'une force suffisante pour sourdre par les fissures terrestres à la surface du globe. Avec ce kilomètre cube de roches, — et qu'est-ce ? — voilà de quoi alimenter largement durant un an toutes les sources thermales de France.

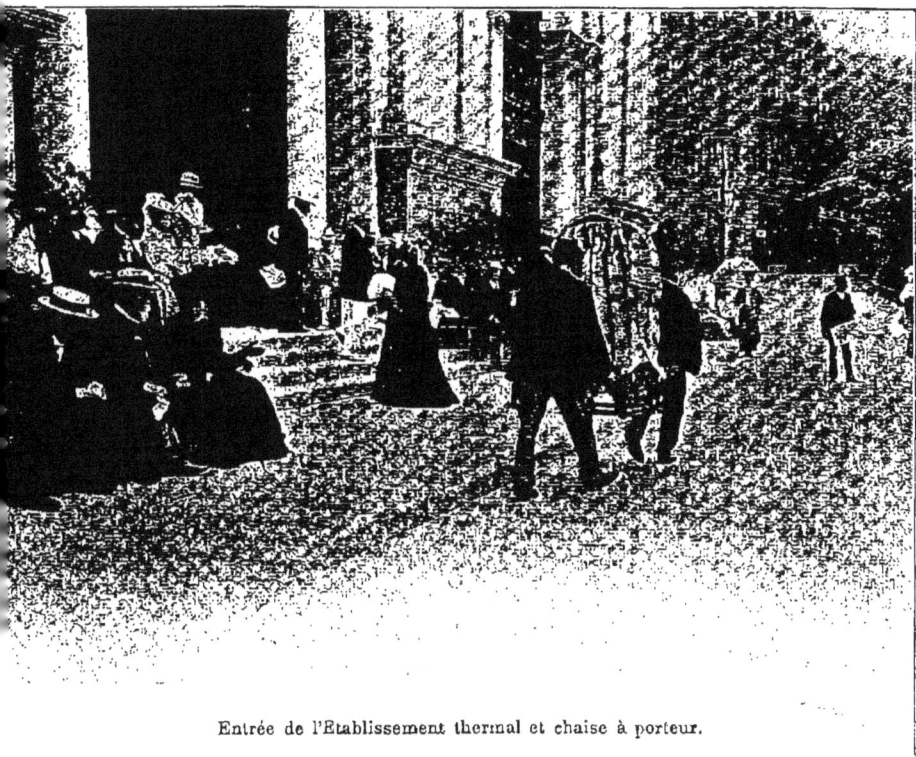

Entrée de l'Etablissement thermal et chaise à porteur.

CHAPITRE II

___

L'ÉTABLISSEMENT THERMAL

L'Etablissement thermal d'Aix-les-Bains, propriété de l'Etat, est adossé aux premières collines qui prolongent Aix-les-Bains vers l'est. Sa façade monumentale domine la ville, et un hall spacieux, véritable salle des pas-perdus, réunit les baigneurs le matin.

Devant l'Etablissement thermal est une belle et spacieuse place avec ombrages, sous lesquels se trouvent les buvettes des sources des Deux-Reines et Massonnat.

L'Etablissement successivement remanié de 1786 à 1861, tant par le gouvernement des princes de Savoie que par les soins de l'Empire, a été agrandi dans ces dernières années par une Annexe sud, puis par le bâtiment des Douches de luxe. De telle sorte que l'on dispose actuellement de :

29 cabines où la douche d'Aix est administrée par deux doucheurs (ou doucheuses) ;

17 cabines à un seul doucheur ;

7 douches locales avec masseur ;

4 bains locaux de vapeur ou Berthollet ;

2 bains généraux de vapeur ou caisse ;

12 salles de vapeur, dites Bouillon ;

45 baignoires ;

6 piscines pour hommes, femmes ou enfants ;

2 salles d'hydrothérapie ;

Des salles d'inhalation, de pulvérisation, de humage ; de douches ascendantes ; enfin 3 buvettes pour la dégustation de l'eau sulfureuse.

Pour servir les baigneurs, tout un personnel est attaché à l'Etablissement : il ne faut pas s'attendre à voir ces masseurs et masseuses pratiquer le massage fin et délié que l'on dénomme massage médical ; il s'agit de massage par grandes masses, avec larges prises, pétrissage et friction. Tel qu'il est, il donne d'excellents résultats et a contribué avec les eaux à faire la réputation universelle d'Aix-les-Bains.

CHAPITRE III

LA CURE THERMALE

La cure d'Aix-les-Bains comprend deux parties distinctes qui ne vont pas l'une sans l'autre :

1° Une cure externe, qui est le traitement thermal à l'Etablissement ;

2° Une cure interne qui, d'année en année, prend plus d'importance et qui consiste en le lavage des reins par une eau hypominérale et en un régime approprié.

C'est donc un traitement mixte.

Cure externe

Le Traitement thermal

Le traitement thermal se compose de plusieurs pratiques que l'on peut utiliser séparément, ou entremêler, selon les indications : ce sont la piscine, les bains de baignoire, les bains de vapeur, et enfin la douche sous l'eau, dite la douche d'Aix ou douche-massage.

La Piscine

C'est le mode de traitement le plus simple, je

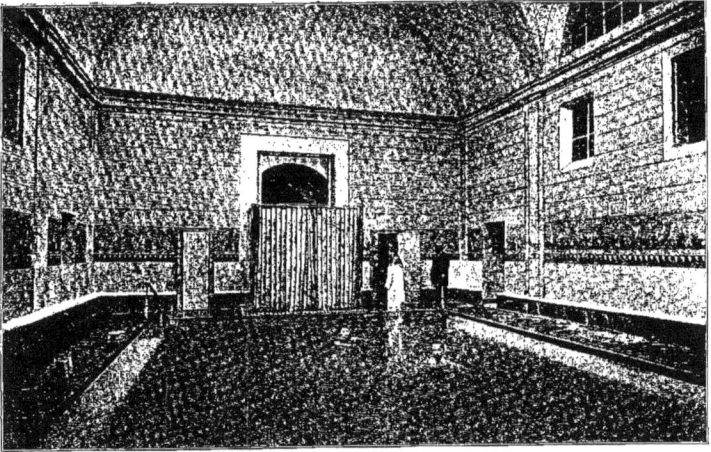

Grande piscine des hommes.

dirais le plus ancien et qui donne dans de nombreux cas d'excellents résultats.

Deux grandes piscines, l'une pour hommes, l'autre pour dames, sont alimentées par les sources. Leur température se maintient à 35° avec adduction continuelle de nouvelle eau; elle est abaissée à 30° de 10 à 11 heures du matin.

La profondeur de ces deux piscines est de 1ᵐ,50; on y accède par plusieurs marches et tout autour un rebord permet aux baigneurs de s'asseoir dans l'eau. La marche dans la piscine comme la natation sont donc possibles.

Tel malade qui ne peut faire un pas, ni s'appuyer sur un membre affaibli peut s'exercer et se soutenir dans l'eau.

Les enfants ont à leur disposition deux autres piscines plus petites où ils peuvent apprendre à nager et se livrer à des exercices variés.

Enfin deux autres piscines sont à la disposition des baigneurs indigents.

La durée du bain de piscine varie, selon les cas, de vingt minutes à une heure.

Les Bains de baignoire

Les bains de baignoire ne peuvent pas être considérés comme équivalents à la piscine. Là, peu ou pas de mouvements; mais ils jouent cependant un grand rôle tant comme reposant tous les trois à cinq jours de traitement, que pour le traitement des arthropathies douloureuses, des sciatiques et des névrites. Ne pas masser les névrites! C'est un principe qu'il ne faut pas oublier et il est nécessaire parfois de lutter contre les patients qui sont convaincus qu'en dehors

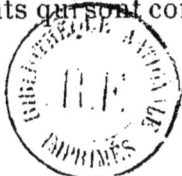

de la douche-massage il n'y a rien; il y a l'eau, l'action merveilleuse de l'eau thermale qui agit par sa thermalité, par son soufre, par sa radio-activité et qui à elle seule amène la sédation des douleurs de la sciatique, des névrites et de certaines arthropathies.

Dans une communication faite en 1906 à la Société d'Hydrologie, j'ai insisté sur l'avantage qu'il y avait à ne faire que baigner les malades atteints de sciatique. On obtient ainsi des résultats infiniment meilleurs et plus rapides que par le massage de la région, ce qui, pour certaines formes, ne fait qu'exaspérer la douleur. Cette observation concorde bien avec l'idée que j'ai émise plus haut que l'eau a une action propre, indépendante de celle du massage. Les malades doivent rester vingt minutes environ dans le bain porté de 35° à 37°.

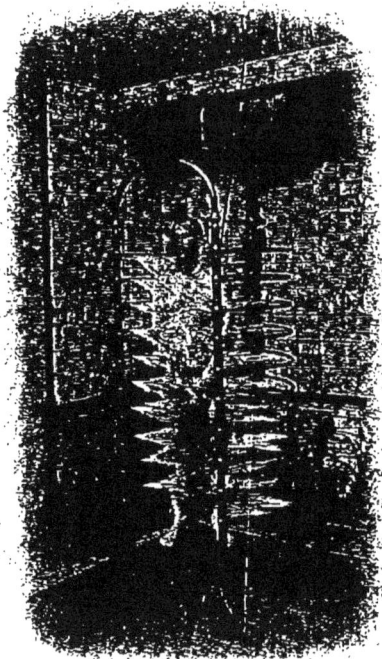

Douche en cercle.

L'eau de la baignoire peut être de l'eau thermale rafraîchie soit avec de l'eau froide ordinaire, soit avec de l'eau thermale refroidie : dans ce cas le bain s'appelle bain réfrigéré. Enfin l'eau thermale peut être amenée à température réglable à volonté pour donner dans le bain des douches locales sous l'eau, analogues aux douches sous-marines de Plombières.

BAINS DE VAPEUR OU BERTHOLLET

L'installation des appareils dits *Berthollet* est particulière à Aix-les-Bains ; elle n'est du reste possible que dans une station qui dispose d'un aussi grand débit d'eau thermale. L'ensemble des Berthollet nécessite en effet l'emploi journalier de 1.600 mètres cubes.

La vapeur qui alimente les appareils est ainsi obtenue : une dérivation de la source d'Alun est précipitée par quatre tuyaux de fonte d'une hauteur de 10 mètres sur de gros cônes en bronze disposés

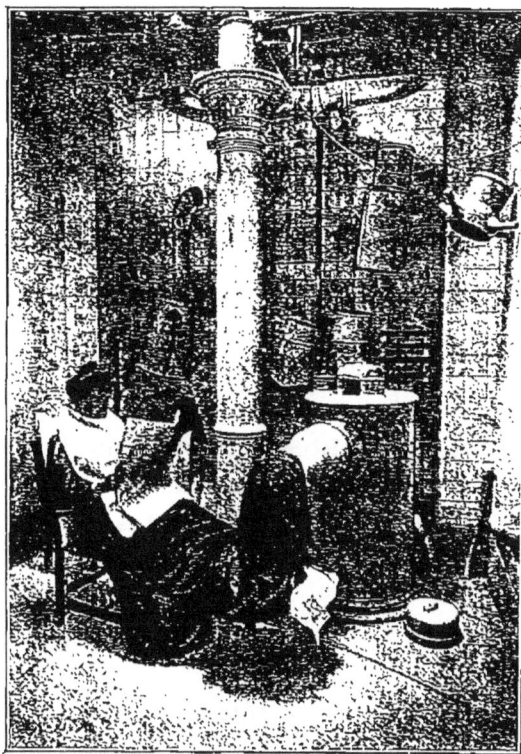

Caisse locale de vapeur ou Berthollet.

dans une pièce *ad hoc*. En tombant, l'eau entraîne une colonne d'air qui se mélange à la vapeur née de la pulvérisation de l'eau thermale; elle s'échappe à la température de 44° et s'emmagasine dans de gros tambours placés dans chacune des cabines de Berthollet. A ces tambours, on adapte des appareils de forme variée selon la partie du corps que l'on veut soumettre à l'action de la vapeur, membre supérieur ou inférieur, région scapulo-humérale ou lombaire, etc. Deux cabines sont aménagées avec des caisses où les malades peuvent entrer et s'asseoir, et ainsi, sauf la tête, tout le corps est soumis à l'action de la vapeur, disposition favorable au traitement de certaines sciatiques et du rhumatisme déformant.

Selon les indications, la séance de Berthollet dure de 10 à 20 minutes, suivie ou non d'un massage.

A côté des salles de Berthollet, est une salle de humage. Ce sont les mêmes tambours où s'emmagasine la vapeur sulfureuse, mais garnis de petits embouts en caoutchouc, afin de diriger la vapeur sur les petites articulations des mains, du maxillaire inférieur. On se sert également de ce dispositif pour traiter certaines affections de la gorge, par le humage des gaz sulfureux.

Douche d'Aix

La *douche d'Aix*, appelée souvent aussi *douche-massage*, est une des principales pratiques de la station.

Le terme de douche-massage n'explique que d'une façon approximative l'opération : car douche évoque l'idée d'un choc de l'eau et de rapidité d'exécution;

car, massage semble ne devoir s'appliquer qu'aux manœuvres scientifiques de l'école suédoise et des médecins spécialistes. Ici rien de pareil : l'eau sulfureuse et thermale coule à gros bouillons sur le patient assis ou étendu ; le massage ne consiste le plus souvent qu'en manœuvres de pétrissage des

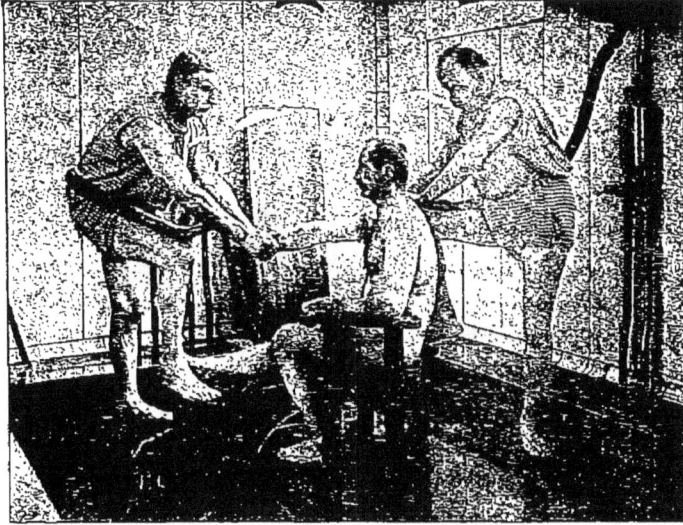

Douche-Massage. — Position assise.

grandes masses musculaires avec effleurages et tapottements. Mais tel qu'il est le mot est heureux et aisé à retenir et doit continuer à être employé ainsi que le terme plus général de douche d'Aix.

La douche-massage d'Aix remplit, dans toute une série d'affections, les mêmes indications que le massage ; mais l'action de l'eau sulfureuse chaude et radio-active venant s'ajouter aux manipulations manuelles, les rend plus facilement supportables et permet ainsi d'obtenir des résultats beaucoup plus rapides.

Appareils. — Les cabines de douche sont alimen-

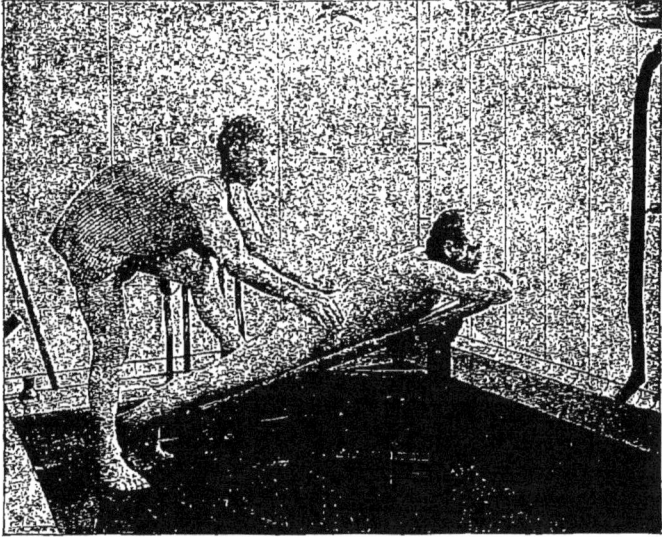

Douche-Massage. — La planche.

tées par l'adduction d'eau thermale et d'eau froide.

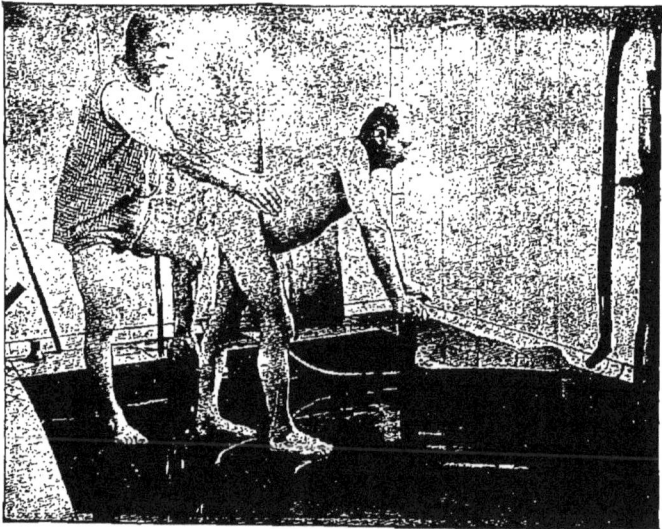

Douche-Massage. — Massage des reins.

A l'aide de mélangeurs, ces eaux peuvent être données ou seules ou mélangées, de telle sorte que la
gamme de température peut varier de 14° à 44°,
la température usuelle employée variant de 35°
à 40°.

Chaque ca-
bine possède
deux mélan-
geurs ; dans
l'un, le mé-
lange se fait
à l'air libre et
l'eau, desti-
née à dou-
cher le tronc,
n'a qu'une
pression de
1ᵐ,25 ; dans
l'autre, l'eau
ne perd au-
cunement sa
pression et
s'échappe à
une pression
de 14, 9 ou 6
mètres seule-
ment selon

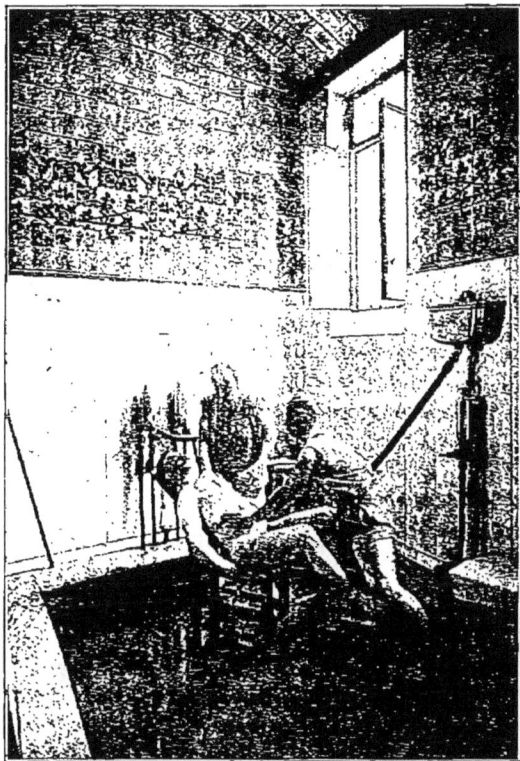

Douche-Massage de l'abdomen.

les étages de l'Etablissement; elle sert au dou-
chage des membres, mais sortant à gros bouillons,
elle perd en arrivant sur le corps toute sa force
percutante. Cependant en abouchant aux tuyaux une
lance, le masseur peut donner une véritable douche, en variant la température de l'eau, selon
les indications médicales. Comme on le voit la

question pression n'est à l'Etablissement thermal d'Aix-les-Bains que secondaire.

Opération. — Le baigneur s'assied sur un banc bas, avec accoudoir d'un seul côté; il pose les pieds, l'un après l'autre, sur un petit banc, également en bois.

Les deux masseurs se placent l'un derrière le baigneur, l'autre devant ; ils posent les tuyaux sur leurs cuisses fléchies et par de légers déplacements, dirigent ainsi les jets sur les régions qu'ils massent. Le masseur qui est derrière masse le dos, les flancs, la racine des membres; celui en avant exerce un massage plus fin sur les

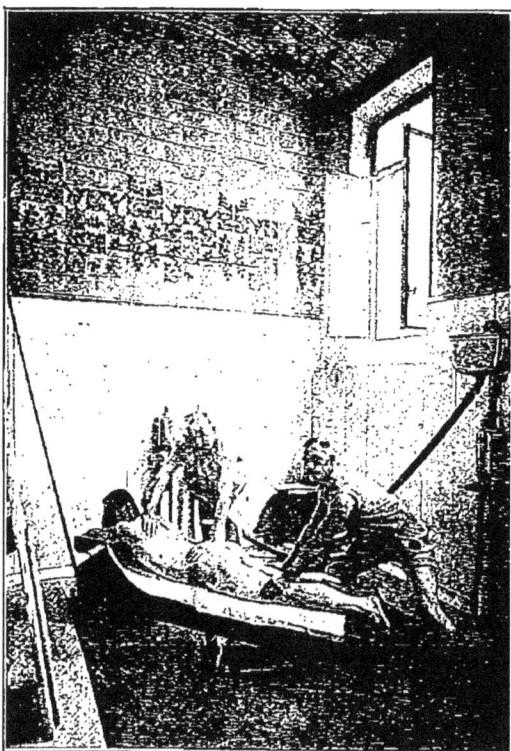

Douche-Massage sur le lit de sangle.

membres, tant supérieurs qu'inférieurs. Tout ce massage se fait sous une couche d'eau qui arrose largement le baigneur. Selon les cas, au bout de cinq minutes, le baigneur est étendu soit sur le

dos, soit sur le ventre sur une planche en bois acco-
tée sur l'accoudoir du banc, et, dans cette position
inclinée, on peut aisément masser les régions posté-
rieures ou antérieures; la *planche* peut être rem-
placée par un lit de sangle.

La séance se termine le plus souvent par une
véritable douche, soit à jet plein, soit en pluie,
qui peut être
donnée chau-
de, froide,
tempérée ou
encore ·écos-
saise, avec af-
fusion d'eau
chaude sur
les pieds.

La durée
de la séance
est de dix mi-
nutes.

Variantes.
— Dans cer-
taines dou-
ches il n'y a
qu'un seul
masseur ou
masseuse.

Dans d'au-
tres, dites *douches locales*, le baigneur se con-
tente de passer dans une lunette la jambe ou le
bras qui seul est massé. On donne ainsi des douches locales à des températures de 40° et plus, que
le malade ne pourrait supporter sans cela.

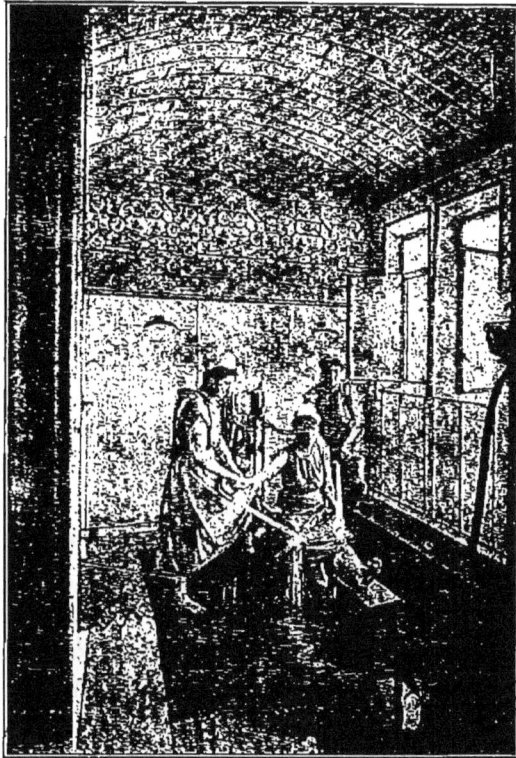

Douche-Massage. — Cabine de luxe.

Enfin, à certaines cabines est annexée une salle de *Bouillon* : le baigneur assis sur un banc reçoit sur les jambes ou les reins l'eau thermale en pluie à la température originelle. L'opération se donne de préférence avant la séance de douche-massage et dure de 3 à 10 minutes. Cette pratique très recommandable dans certains cas a naturellement besoin de rester sous la surveillance directe du médecin.

Ajoutons que dans toutes les cabines est un escabeau évidé qui sert à donner des douches sur la région périnéale, très appréciées des malades souffrant d'hémorrhoïdes, d'eczéma anal ou d'hypertrophie de la prostate.

Cure interne

Il est de toute nécessité de faire suivre aux baigneurs, avec le traitement thermal, une cure interne : le traitement ne consiste pas à prendre seulement des bains ou des douches et à se faire masser.

Les raisons en sont de deux ordres : l'analyse de l'action physiologique des eaux thermales et les idées actuellement régnantes sur l'origine de l'arthritisme, de la goutte, des rhumatismes chroniques, de certaines névrites qui sont sous la dépendance de ce terme générique.

La cure interne doit consister en deux choses distinctes :

1° Le lavage des reins par de l'eau hypominérale, c'est-à-dire l'aide donnée à l'organisme pour entraîner au dehors les excrétas mis en liberté par le traitement.

2° L'hygiène du baigneur, et plus particulièrement le régime alimentaire : choix des aliments, diminution de la masse alimentaire et éducation de la mastication.

LAVAGE DES REINS

En étudiant plus loin l'action physiologique de la cure thermale, je montrerai la nécessité où le médecin se trouve de conseiller aux baigneurs l'usage d'une eau faiblement minéralisée et légère. Mais avant que les analyses chimiques soient venues démontrer la nécessité de la cure de lavage interne, les anciens médecins de la station avaient bien observé que l'ingestion journalière de quelques verres d'eau sulfureuse arrivait à combattre heureusement ce que l'on désignait vaguement autrefois sous le nom de fièvre thermale : troubles digestifs, voire vomissements, états congestifs, excitation nerveuse, température montant à 39° parfois, toutes choses survenant à la suite d'un traitement intensif.

Ils décrivaient ainsi, sans en connaître la vraie cause, les troubles causés par l'insuffisance urinaire et résultant de la rétention des principes azotés.

Une plus saine modération dans l'application du traitement fit en partie disparaître ces inconvénients : puis l'idée de faire boire une eau d'abord sulfureuse, puis hypominérale se fit de plus en plus jour, cette eau étant acceptée avec plus de plaisir par le baigneur que l'eau chaude à goût spécial.

La station d'Aix-les-Bains au pied de l'énorme massif du Mont Revard a toujours été bien desservie sous le rapport des eaux de source. Les idées médicales faisant préférer pour la cure de lavage interne des eaux de plus en plus pures, de plus en plus légères, les recherches de sources se sont de plus en plus rapprochées de la montagne, et c'est ainsi qu'à la source Raphy (17° au griffon) qui sort dans la plaine au village de Saint-Simon, on a successivement préféré la source Massonnat (15° au griffon) venant des premiers contreforts, puis la source des Deux-Reines, captée au pied de la montagne même, et qui semble offrir le plus de garanties de pureté. En voici du reste l'analyse faite par le professeur Villejean en 1905 :

Chaux totale........................	0,05457
Magnésie totale....................	0,09745
Silice..............................	0,01130
Acide sulfurique total..............	0,01210
Chlore total.......................	traces
Alcalis en chlorures...............	0,00024
Acide carbonique combiné...........	0,05410
Acide carbonique libre.............	0,042
Résidu sec à 180 degrés............	0,14380
Résidu fixe........................	0,13280
Oxygène dissous en poids...........	0,0259
— volume........	0¹01811
Degré hydrotimétrique total.........	16°

Au griffon la température est de 8° ; devant l'Etablissement thermal, où la source est amenée par une canalisation directe à la buvette, on observe de 11° à 12°.

L'examen de cette analyse montre que l'eau des Deux-Reines possède bien les qualités requises pour une eau de lavage, et nous pouvons dire que, grâce à cette source, la station d'Aix-les-Bains est abon-

damment pourvue pour la cure interne des arthritiques, des rhumatisants, des goutteux.

Pureté, minéralisation très faible, aération parfaite, par suite digestibilité absolue ; température à
la buvette de 12° telles sont ses grandes qualités.
Cette eau est très agréable au goût ; le verre
chauffé dans la main dégage de nombreuses et
fines bulles d'oxygène et d'acide carbonique. J'insiste sur la teneur en bicarbonate de chaux (0,08495)
et de magnésie (0,03049) et sur la dose infime
de sulfate de chaux (0,0168), ces chiffres étant le produit du groupement hypothétique des éléments.

Cette cure de lavage est indiquée comme com-
plément de la cure externe à l'Etablissement thermal d'Aix-les-Bains. Elle favorise les éliminations
rénales.

Pour les goutteux, elle s'ajoute heureusement à
la cure par le jus de citron : les malades qui souvent n'arrivaient que difficilement à prendre plus
de quatre à six citrons par jour, supportent admi-
rablement la prise de dix à douze citrons, en en
délayant le jus dans une masse d'eau. L'estomac
accepte ce régime sans difficulté.

MODE D'ADMINISTRATION. — La parfaite digestibilité des eaux de source dont on peut user à Aix-
les-Bains et particulièrement de la source des
Deux-Reines, permet d'administrer aisément jusqu'à dix et douze verres par jour. Il est bon de
tâter les premiers jours la digestibilité de son client ;
aussi je ne commence que par trois à quatre verres, un verre à jeun avant la cure à l'Etablissement,
un verre après, un verre à quatre heures, un qua-
trième à six heures.

Puis, au fur et à mesure que le traitement avance, j'augmente les doses et j'arrive à faire boire parfois jusqu'à dix à douze verres, en espaçant les prises de deux heures en deux heures, et en faisant boire successivement deux verres à un quart d'heure d'intervalle chacun. Je conseille en même temps aux arthritiques, qui souvent sont des obèses, de ne pas boire au repas, de diminuer la quantité de viande et d'insister comme nourriture surtout sur les légumes verts, les purées, le laitage.

Mais je ne considère pas le traitement comme terminé sitôt les vingt et un à vingt-cinq jours écoulés : je pense qu'il est bon que le baigneur, rentré chez lui, et sous la direction de son médecin, continue au moins durant un mois un traitement de lavage interne; ce temps est nécessaire pour que les échanges urinaires reviennent à la normale. Il est nuisible de ne pas apporter aux reins l'aide d'une eau légèrement diurétique et en même temps peu minéralisée.

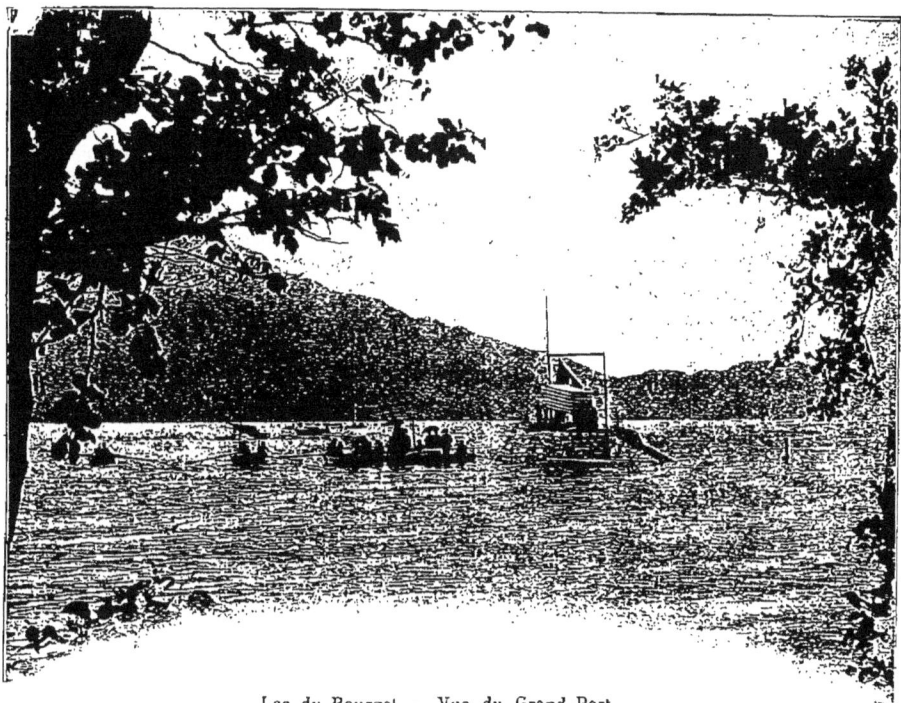

Lac du Bourget. — Vue du Grand-Port.

HYGIÈNE

Hygiène alimentaire. — Il est difficile dans beaucoup de cas de faire suivre aux baigneurs un régime approprié, un régime qui souvent doit être plus préventif que curatif et qui surtout sera prolongé un certain temps. Si des régimes stricts peuvent être suivis dans certaines stations spéciales, dans des *cure-hauss*, il en est tout autrement dans la majorité des stations thermales françaises, où le tourisme se mêle d'une façon intime au traitement; c'est un fait malheureusement aisé à constater, contre lequel le corps médical doit réagir et réagit, et qui me semble tenir à trois causes :

Faute du médecin qui institue parfois un régime trop strict ou compliqué, dispendieux en villégiature ;

Faute de l'hôtelier, qu'un tel régime gêne sans qu'il en saisisse souvent l'utilité pour la station;

Faute enfin du baigneur; il ne faut pas hésiter à dire que l'esprit français se plie moins facilement aux règles quelles qu'elles soient que l'esprit allemand, puisqu'on oppose toujours l'un à l'autre le régime français et allemand dans les villes d'eaux.

Cette question a du reste fait en février 1907 l'objet d'une remarquable discussion à la Société d'hydrologie de Paris et d'un rapport du Dr Mazeran (de Châtel-Guyon) qui pose les principes suivants :

Tout régime pour être aisément accepté doit être momentané, varié et éclectique :

Momentané, car il faut penser que le malade doit un jour ou l'autre s'évader de la cure, la chose est nécessaire et elle devra être faite : dès le début du traitement hygiénique, il faut en prévoir la fin et le dire au baigneur; c'est un puissant encouragement.

Varié, car à force de recevoir toujours les mêmes mets, l'estomac arrive à une dangereuse paresse, qui deviendrait une gêne lorsque le nombre des aliments autorisés sera augmenté.

Eclectique, car à chaque affection son régime, et c'est un leurre que de vouloir imposer à toute personne venant dans une ville d'eau la même cure alimentaire.

Aussi le corps médical doit-il insister auprès des maîtres d'hôtels pour une réglementation très large du régime, en dressant la liste des quelques mets à bannir formellement des tables d'une ville telle qu'Aix-les-Bains, dont la clientèle médicale est l'arthritique, le rhumatisant et le goutteux. Proscrire : les viandes en sauce, les épices, la salaison et le sel, la charcuterie, sauf le jambon, les crustacés, certains poissons et les fromages forts.

Le corps médical indiquera en même temps quels plats sont les plus sains, tels : œufs, laitage, viande rôties rouges ou blanches, chaudes ou froides; légumes, surtout verts et en abondance ; fruits cuits ou crus.

Il insistera sur l'utilité de donner à midi le repas le plus copieux, quand celui du soir devra être léger, bien pourvu de légumes : presque lacto-légumineux.

Sur de telles données générales, il devient aisé au médecin de guider son client et de lui prescrire les indications particulières nécessitées par son cas.

J'ai demandé en 1906 à la Société médicale d'Aix-les-Bains de proposer aux hôteliers de la station d'inscrire ces idées au verso des cartes de menu. Ainsi le baigneur aurait toujours sous les yeux les principes généraux de sa cure, serait moins tenté de les enfreindre et par son refus de certains mets arriverait peu à peu à les faire proscrire de la cuisine hôtelière.

De plus, l'usage des petites tables séparées doit être encouragé; il éloigne la tentation et permet au baigneur de choisir à l'avance les mets les plus conformes à son régime.

L'éducation de la mastication doit également être faite. Combien de gens engloutissent en un

quart d'heure des aliments non triturés et donnent
ainsi à l'estomac un travail non adapté à sa fonction.
Manger lentement, c'est manger peu : mastiquer
longuement, c'est favoriser une première transforma-
tion alimentaire à l'aide de la salive et c'est épar-
gner un surcroît de travail à l'estomac dont la tri-
turation ne doit pas être substituée à la mastication.

Le Dr Pascault, de Cannes, dans son livre sur
l'*Arthritisme par suralimentation* insiste avec rai-
son sur le fait que le ralenti de la nutrition a dans
ses ascendants des accélérés, qui ont préparé le
terrain morbide de leur descendance en fatiguant,
en usant leurs cellules, notamment en les sura-
limentant. Je pense comme lui que non seulement
il faut guider l'arthritique dans le choix de ses aliments, mais lui apprendre à tirer le meilleur profit
de la moins grosse masse possible : réapprendre
la nécessité de la longue mastication et de l'impré-
gnation salivaire du bol alimentaire.

L'insuffisance des émonctoires est, à une certaine
période, la règle chez l'arthritique, qui devient ainsi
un intoxiqué notamment vis-à-vis du chlorure de
sodium : en général les urines sont hypochloru-
riques. D'où nécessité de fixer un régime apaisant
la faim sans l'irriter, une ration qui fournisse à
l'organisme tout ce qu'il lui faut, mais rien de plus
et de favoriser les évacuations par une cure de lavage
des reins et du foie grâce à l'ingestion d'eau peu
minéralisée et légère.

L'examen des urines est évidemment une nécessité; mais il ne faut pas négliger de veiller à la
garde-robe. L'arthritique est souvent un constipé.
Le massage en lui-même, soit donné à l'Etablissement thermal sur la *planche*, soit pratiqué à

domicile, soit encore exécuté à l'Etablissement mécanothérapique Zander arrivé à vaincre les résistances les plus opiniâtres, aidé par de grandes douches ascendantes prises dans des cabines *ad hoc*, luxueusement aménagées; au besoin se purger une ou deux fois durant la cure.

Hygiène générale. — A côté de l'hygiène alimentaire se placent quelques notions d'hygiène générale que je ne veux qu'esquisser ici. On ne saurait trop répéter au malade que, pendant la cure, il doit se ménager, ne pas se coucher tard. L'après-midi après une sieste si la température le demande ou une séance à un concert, car la musique est bienfaisante aux neuro-arthritiques, il devra faire une promenade à pied et Dieu sait que les sites pittoresques ne manquent pas aux alentours d'Aix-les-Bains.

Il faut éviter les émotions violentes, telles que celles du jeu, si funestes à tous les points de vue ; elles excitent inutilement nos cellules qui doivent trouver le maximum de repos durant la cure.

Enfin l'hygiène du vêtement ne doit pas être négligée : vêtement en lainage ou flanelle souple et ample, permettant le jeu facile des poumons. Il est bon de vérifier la forme et le degré de serrage des corsets et de recommander, si besoin en est, les corsets descendant bas et ne dessinant qu'à peine la taille.

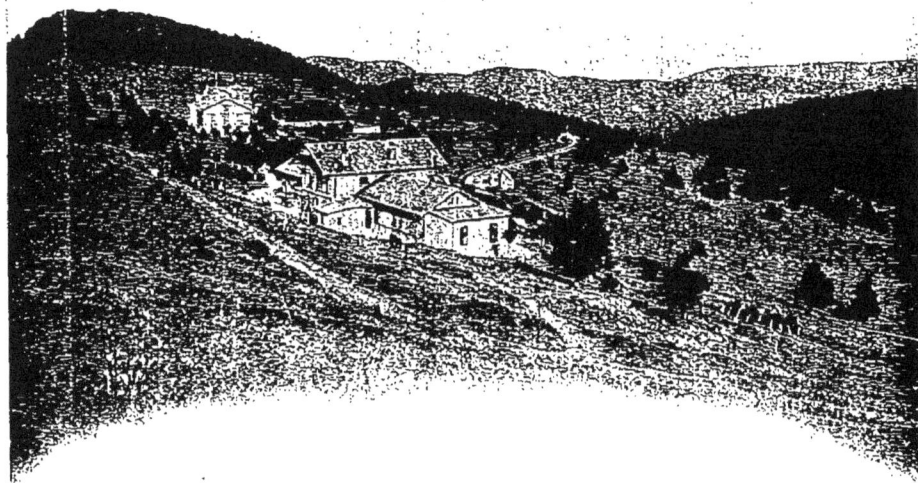

Hôtel du Mont Revard

CHAPITRE IV

ACTION PHYSIOLOGIQUE

À quel principe les eaux doivent-elles leur activité ?
Tous les composants chimiques et physiques ont
été mis en avant par les différents auteurs qui se
sont occupés de la question, et si la thermalité, le
soufre, la barégine jouent un rôle évident dans les
bons effets obtenus, si la manière d'appliquer les

eaux est d'un grand secours selon les cas, il semble aujourd'hui que c'est à la radio-activité que les eaux minérales doivent leur action. Les recherches de Curie et de ses élèves ont montré la présence du radium dans un certain nombre de sources, et, si cette constatation n'a pas encore été faite à Aix, la clinique et l'observation sont là pour en prouver la réalité.

On observe souvent à la fin du traitement sur les peaux délicates quelques efflorescences rosées et transitoires ; les masseurs, qui séjournent dans l'eau sulfureuse, durant quatre à cinq mois, cinq heures par jour, présentent à la fin de la saison sur les bras et les jambes de l'érythème semblable à ce que l'on observe sous l'action un peu prolongée des rayons X ou du radium ; ces phénomènes disparaissent du reste spontanément après quelques jours de repos.

La clinique montre en plus l'effet sédatif des eaux dans les cas de sciatique douloureuse, d'arthralgie, voire d'accès de goutte. A la suite de quelques bains, sans massage, sans douche, les douleurs cessent et les articulations deviennent mobilisables. Cette observation se trouve expliquée par une communication faite à l'Académie de médecine en mars 1907 par Henri Dominici et Alfred Gy, sur l'action du radium dans les arthrites rhumatismales et spécialement blennorragiques.

Le traitement, qui consiste à appliquer sur l'articulation malade des écrans métalliques ou des bandes de toile imprégnées de radium, a donné entre leurs mains des résultats remarquables. Le radium révèle ici ses propriétés calmantes et analgésiques. Les douleurs disparaissent rapidement, le gonfle-

ment diminue, les contractures cessent, et l'articulation recouvre rapidement ses fonctions.

En dehors de cette action calmante générale, les
eaux d'Aix-les-Bains influent sur les différents
systèmes circulatoire, urinaire, digestif et nerveux.

Action sur l'appareil circulatoire. — Les recherches du Dr Marty (1) lui ont donné les conclusions
suivantes :

1º Pendant la douche-massage, accélération des
pulsations cardiaques (5 à 10 en plus) et ascension
brusque de la pression sanguine de 1 à 3 centimètres
de Hg.

2º Le retour à la pression primitive dépend de la
souplesse des artères. Chez les sujets jeunes, il se
produit presque immédiatement après la douche ;
chez les artério-scléreux, il attend une à trois heures,
selon les sujets.

3º Puis, après ce retour, descente de la tension
artérielle de 1 à 2 centimètres de Hg au-dessous de la
normale du sujet.

4º Si l'on combine le traitement externe avec une
cure de lavage interne par l'eau de la source des
Deux Reines, la diminution est de 2 à 3 centimètres
de Hg.

J'ajouterai que les observations que j'ai pu
prendre m'ont amené aux mêmes conclusions et
que je suis arrivé à penser que tout artério-
scléreux qui ne réactionne pas au traitement ne
profite guère de la cure. Par suite, que les artério-
scléreux, et notamment les goutteux à forte
pression, à artères athéromateuses ne doivent pas

(1) Dr MARTY, in *Archives générales d hydrologie, de climatologie et
de physicothérapie,* juillet 1906.

venir à Aix-les-Bains. Dans certains cas, la descente
de la tension artérielle peut être favorisée par des
purgatifs, par un régime hydrique, et peut-être
par l'application des courants sinusoïdaux.

Action sur le système urinaire. — Dans un article
publié en 1906 dans la *Gazette des hôpitaux*, j'ai
rappelé l'influence du traitement d'Aix-les-Bains
sur le rein des arthritiques, des rhumatisants et des
goutteux ; j'ai montré l'intérêt qu'il y avait à faire
boire abondamment aux baigneurs une eau peu
minéralisée et légère.

Que se passe-t-il chez l'individu soumis au traitement d'Aix-les Bains, traitement jusqu'à ces derniers
temps presque entièrement constitué par la cure
externe des douches, du massage, des bains, et durant lequel *on buvait peu ou pas ?* Les recherches
urologiques que j'ai pu faire, venant après celles des
docteurs Monard et Saloz, Ranglaret, Forestier, Fiquet, montrent que le traitement thermal amène rapidement l'augmentation des oxydations azotées,
démontrée par l'élévation du rapport de l'urée à
l'azote ; l'augmentation du coefficient de déminérali-
sation ; l'augmentation des oxydations sulfurées ;
l'augmentation de l'élimination urique entre le cinquième et le quinzième jour du traitement ; la diminution du phosphore organique.

En même temps, on constate la diminution de la
quantité d'urine émise pendant la première quin-
zaine : oligurie très nette, pouvant atteindre 500 et
400 grammes par vingt-quatre heures ; l'élévation de
la densité et le plus souvent de l'acidité en sont les
conséquences. On observe que les urines de la veille
présentent un abondant dépôt rougeâtre qui adhère

au vase; les baigneurs se plaignent parfois de quelques maux de reins, lorsque l'oligurie est forte.

Tel est le tableau présenté par l'examen des urines durant le cours du traitement exclusivement *externe* d'Aix-les-Bains, l'abondante transpiration durant la douche et après elle la pratique de l'enveloppement chaud avec le maillot amenant également une abondante transpiration, d'où diminution de la production des urines. Il fallait attendre la fin du traitement, vers le vingtième ou le vingt-cinquième jour, pour voir les éliminations rénales reprendre leur cours régulier.

L'ingestion de l'eau de la source des Deux-Reines, eau de lavage que j'ai choisie pour ses qualités, modifie très heureusement cet état de choses. Grâce à la masse absorbée, grâce aux qualités diurétiques de cette source, au lieu de l'oligurie, on observe soit des urines normales comme quantité (1.200 centimètres cubes), soit de la véritable polyurie (de 1.500 à 2.200 centimètres cubes), et ce pendant toute la durée du traitement.

Il est malaisé de soumettre les baigneurs à une observation régulière et de les astreindre à recueillir toutes leurs urines, mais les quelques observations complètes que j'ai pu recueillir, me démontrent bien que les modifications urinaires constatées par les auteurs précités et que je puis confirmer, continuent toujours à se produire, en ayant soin de rapporter les chiffres des analyses au total des urines par vingt-quatre heures. Il est évident que, rapportés au litre, il semblerait y avoir inversion de la formule. Au contraire, la diurèse me paraît augmenter les éliminations par vingt-quatre heures dans des conditions assez sensibles.

Un autre effet de cette cure de lavage, très appré-
cié des malades, est la suppression des douleurs de
rein dont ils se plaignaient parfois. Les digestions
sont parfaites, grâce à la faible quantité de magnésie contenue dans l'eau des Deux-Reines.

Je dois noter également depuis le cinquième jusqu'au vingtième jour du traitement l'augmentation
de la toxicité urinaire. Je reprendrai du reste dans
un autre travail les recherches que j'ai faites à ce
sujet.

Action sur le chimisme stomacal. — Le Dr Fiquet (1) a montré que le chimisme stomacal est
profondément modifié par le traitement thermal.
Ses expériences ont porté sur des hypochlorhy-
driques et il a constaté une brusque élévation de
l'acidité totale et de l'acide chlorhydrique libre
entre le dix-huitième et le vingt-deuxième jour
du traitement thermal; il s'agit là, dit-il, très vrai-
semblablement d'un phénomène critique en rela-
tion avec les phénomènes urinaires, et il est logi-
que de supposer qu'en multipliant les douches on
ne saurait arriver à modifier d'une façon plus
heureuse le chimisme stomacal des hypochlor-
hydriques.

L'action du traitement externe d'Aix-les-Bains
semble se faire sentir aussi bien sur les dyspeptiques
qui pèchent par excitation que chez ceux qui pèchent
par insuffisance.

Ces données montrent le bon résultat que l'on
obtient en surveillant le chimisme stomacal, en

(1) Dr Fiquet, Communication au Congrès de Grenoble, octobre 1902.
Les dyspeptiques à Aix-les-Bains.

poursuivant un régime approprié aux divers cas et souvent en augmentant l'acidité individuelle en faisant ingérer aux malades le jus de citron (1) à haute dose.

Système nerveux. — Selon la manière dont le traitement est donné, selon la thermalité de l'eau, la longueur des séances, on obtient une action soit sédative, soit excitante. Mais l'action est ici ce que l'on obtient de toutes les bouches chaudes, tempérées ou froides et il ne semble y avoir rien de particulier.

(1) Dr BLANC, *Les goutteux à Aix-les-Bains*, 1902.

CHAPITRE V

Traitement accessoire

INSTITUT ZANDER (1)

Depuis quelques années la station thermale d'Aix-les-Bains est dotée d'un Institut Zander où se trouvent réunis tous les traitements par les agents physiques permettant d'obtenir, dans le minimum de temps, l'amélioration la plus complète et la guérison définitive, quand elle est possible, des affections des articulations et des muscles consécutives aux accidents divers.

Cette adjonction à la cure thermale proprement dite du traitement par les agents physiques : mécanothérapie, électrothérapie sous toutes ses formes, massage vibratoire, massage suédois, bains de chaleur radiante, etc., fait de la station d'Aix un centre important et unique en France pour la médecine des accidents.

Autrefois, en effet, on était obligé de se contenter de traiter la maladie et non le malade et on considérait habituellement un malade comme guéri quand, après avoir été victime d'un accident : frac-

(1) Voir Dr GUYENOT, *Institut Zander d'Aix-les-Bains.*

ture, entorse, luxation, ou après avoir souffert
d'un rhumatisme devenu bénin, il pouvait se passer
de l'aide permanente d'autrui, se remuer et se servir
à peu près lui-même.

Les moyens dont on disposait alors ne permet-
taient pas de mieux faire.

En Allemagne, dans les stations les plus fré-
quentées, il y a longtemps déjà que les médecins
ont coutume de prescrire, concurremment à la cure
proprement dite, les diverses médications par les
agents physiques. Le temps est passé où, par crainte
de nuire à la réputation d'une eau minérale, la
routine faisait perdre les avantages que peuvent
souvent retirer les malades de la combinaison de
deux traitements se complétant mutuellement. Un
esprit plus large a prévalu, dont bénéficient à la
fois et les baigneurs et les stations, où, comme à
Aix-les-Bains, la valeur thérapeutique remarquable
et universellement reconnue de l'eau thermale
permet d'obtenir dans bien des cas, par un traitement mixte, des résultats impossibles à atteindre par
la médication hydro-minérale seule et impossible à
atteindre ailleurs sans le secours de nos sources.

Le devoir du médecin est donc, désormais, de se
soucier non seulement de la guérison d'une blessure
locale ou d'un mal localisé, mais aussi de l'atténua-
tion des suites du mal; son devoir est encore de
veiller à ce que chaque malade ne soit considéré
comme guéri qu'après lui avoir fait recouvrer le
mouvement et la force musculaire compatibles avec
la gravité de l'accident primitif.

La station d'Aix-les-Bains se trouve placée dans
des conditions exceptionnelles pour apporter à la
médecine des accidents un concours aussi complet

que possible, puisqu'elle peut offrir aux blessés et aux atrophiés, en même temps que ses eaux thermales, toutes les ressources nouvelles que donnent la mécanothérapie et les divers agents physiques.

La *mécanothérapie* est une des plus importantes sections de l'Institut Zander. A l'aide de machines appropriées, les mouvements articulaires les plus variés sont méthodiquement, produits. Localiser le mouvement et le doser, tel est le principe de la méthode; le corps est divisé en autant de segments qu'il y a d'articulation, et chaque groupe musculaire est séparément exercé en mesurant exactement d'avance l'étendue de chaque mouvement et l'énergie de chaque effort.

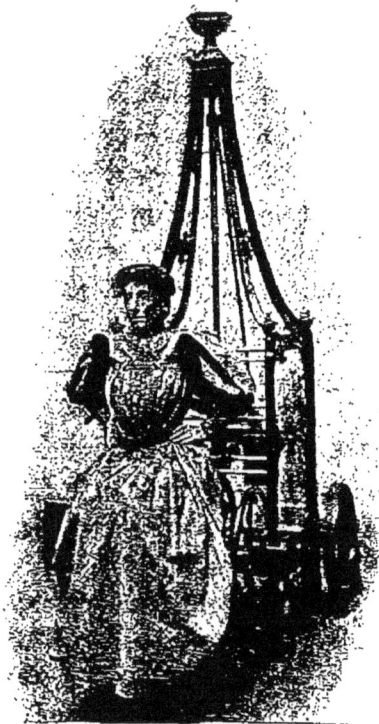

Institut Zander.— Appareil pour la respiration artificielle et le développement de la cage thoracique.

Grâce à cette méthode, la mécanothérapie devient applicable aux sujets les plus faibles, car elle ne peut ni ne doit pas, ainsi dosée, amener la fatigue.

Les appareils sont nommés appareils à mouvements passifs ou appareils à mouvements actifs, selon que le mouvement est produit soit par l'action d'un moteur ou par la main du médecin, soit par l'effort du malade : dans ce cas, la résistance est mesurée par l'emploi de leviers qui indiquent en kilos l'effort déployé.

La mécanothérapie est ainsi d'un emploi indispensable comme adjuvant du traitement des raideurs articulaires d'origine rhumatismale, goutteuse ou consécutives à un accident (fracture ou luxation).

Les statistiques officielles de plusieurs compagnies d'assurance accusent une diminution de 60 % dans la durée d'incapacité de travail consécutive aux accidents, et un abaissement considérable du taux des rentes à payer depuis que leurs blessés sont systématiquement traités par la mécanothérapie.

L'*orthopédie* corrige les déformations et déviations de la taille et des membres. Certains appareils de cette section imposent au corps diverses attitudes correctives, dans lesquelles la colonne vertébrale subit des pressions ou tractions méthodiques, accompagnées ou non de massage manuel. Le traitement de la scoliose est long et exige un entraînement sous une surveillance continuelle.

Enfin le *massage* soit vibratoire, soit électrique vient compléter, dans certains cas d'atrophie et de névralgie, la cure à l'Etablissement thermal : il peut varier à volonté du simple frôlement à la percussion la plus profonde.

Je ne puis terminer cette note sur l'Institut Zander sans parler des sections de la Chaleur, de la Lumière, de l'Electricité, des Rayons X, des

bains médicamenteux et de Nauheim que le Direc-
teur, le D\ Guyenot, tient avec soin à la hauteur de tous les progrès et grâce auquel l'Institut Zander peut être dit sans conteste le mieux
outillé de France.

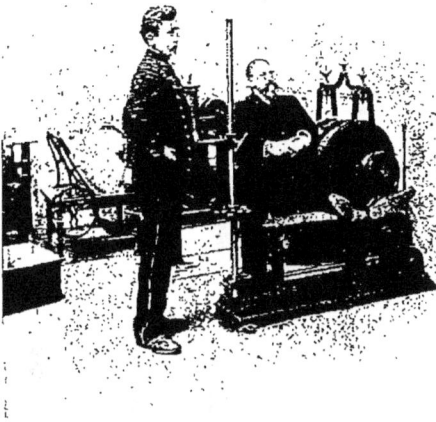

Institut Zander.
Appareil pour le massage vibratoire de l'abdomen
et des jambes.

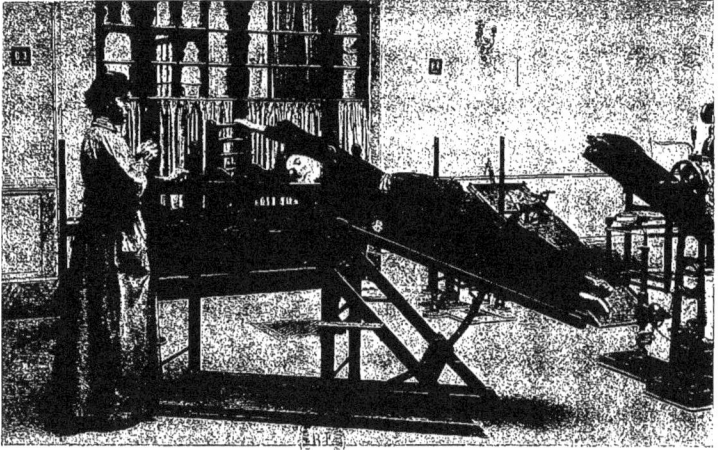

CHAPITRE VI

INDICATIONS ET CONTRE-INDICATIONS

INDICATIONS MÉDICALES

Le traitement d'Aix favorise en général les évacuations urinaires et celles de la peau ; il accélère
les oxydations et le rejet des toxines, hors de notre
organisme ; il accélère la nutrition.

La grande indication d'Aix est donc l'arthritisme
sous toutes ses formes, principalement les rhumatismes et la goutte.

Rhumatisme articulaire aigu. — Comme l'expose
Widal (1), le rhumatisme articulaire aigu est fonction de l'arthritisme, ce qui explique les retours si
décevants de cette affection ; à une première atta-
que succède souvent une seconde, puis d'autres de
plus en plus atténuées, le rhumatisme aigu ayant
tendance à passer à la chronicité.

Il est rare en même temps que les articulations ne
perdent pas leur souplesse, que les muscles qui
les actionnent ne s'atrophient pas dans une certaine
mesure.

(1) F. WIDAL, *Rhumatisme articulaire aigu*, in *Nouveau traité de
Médecine et de Thérapeutique.*

4

Les eaux d'Aix-les-Bains ont ici une double indication : la prophylaxie du rhumatisme chronique et le traitement des raideurs articulaires et des atrophies musculaires.

Rhumatismes chroniques. — Sous ce nom sont comprises de nombreuses affections, qui n'ont pas la même symptômatologie , ni le même pronostic. Nous placerons en première ligne :

Le *rhumatisme déformant*, dénommé aussi *rhumatisme chronique progressif, nodosité des jointures de Haygarth, goutte asthénique de Landré-Beauvais, rhumatisme noueux de Trousseau, rhumatisme osseux de Besnier, spondylose rhizomélique.*

Son histoire clinique peut ainsi se résumer : affection de tous les âges, surtout de la femme, atteignant les habitants de maisons froides, humides et salpétrées. La maladie commence généralement aux petites articulations ; il y a déformation par ankylose, le tout avec légères douleurs au début, sans réaction fébrile. L'atrophie musculaire complète le tableau. Dans certains cas, la lésion se fixe sur telle ou telle articulation, pour donner par exemple la forme vertébrale ou spondylose rhizomélique.

Le traitement d'Aix peut retarder la marche de la maladie, quand elle est prise au début, peut combattre les atrophies musculaires, quand la maladie est confirmée ; on obtiendra la sédation des douleurs.

Il faut, le plus souvent, associer au traitement thermal l'emploi de *préparations iodurées*, de teinture d'iode à l'intérieur, de certains acides forts, tels qu'acide phosphorique ou citrique (5 à 15 citrons par jour). Les courants faradiques lutteront

contre l'atrophie, les courants sinusoïdaux agiront
sur l'artério-sclérose concommitante.

Le traitement est contre-indiqué à la période
terminale, quand le rein devient insuffisant ou
quand la tuberculose vient hâter le terme fatal.

Rhumatismes chroniques d'infection. — Ces formes
rhumatismales ressemblent parfois à la précédente
mais elles en diffèrent par l'étiologie, par la marche, par le pronostic.

Le rhumatisme articulaire aigu après avoir quitté
les grosses articulations s'installe insidieusement
dans certaines petites et amène progressivement
les mêmes malformations que le rhumatisme déformant. Mais les rétractions tendineuses sont
plus marquées, les spasmes des muscles périarticulaires plus intenses (1) ; la marche de la maladie
est plus rapide. L'évolution se fait vers *l'arthrite sèche, polyarthrite* ou *monoarthrite,* quand une com-
plication cardiaque n'est pas survenue.

L'arthrite chronique simple apparaît parfois chez
un individu sans antécédents rhumatismaux; mais
elle évolue sur un terrain rhumatismal ou syphi-
litique, souvent consécutive à un traumatisme, con-
tusion, luxation, fracture, voire même à une opération chirurgicale.

Elle passe alors par des phases diverses : elle
débute souvent par l'*hydarthrose*, s'accompagne d'un
exsudat liquide plus ou moins abondant, puis devient
l'*arthrite proliférante* quand la synoviale bour-
geonne, s'épaissit outre mesure, enfin l'*ostéo-arthrite*
quand l'ulcération du cartilage se produit et que

---

(1) Tessier et Roque, in *Nouveau traité de Médecine,* art. Rhumatismes chroniques.

les lésions envahissent le système osseux; à ces lésions viennent encore s'ajouter les raideurs articulaires et une ankylose plus ou moins complète.

La lésion au lieu de siéger dans l'articulation peut intéresser en première ligne les tissus fibreux périarticulaires ou les aponévroses, et c'est le tableau clinique du *rhumatisme fibreux chronique*, de la *périarthrite sèche*, de l'*arthropériarthrite*, de la *rétraction de l'aponévrose palmaire*, de la *périarthrite scapulo-humérale*.

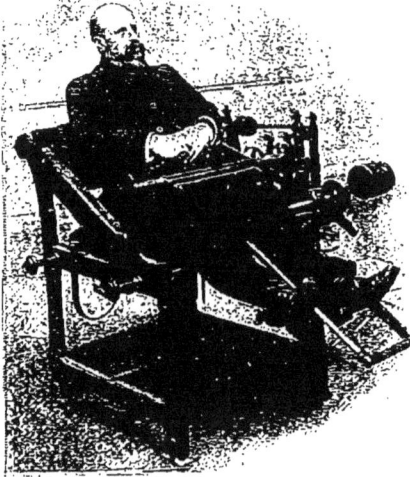

Mais ces états chroniques au lieu de succéder au rhumatisme fébrile franc ou sur un terrain simplement rhumatismal peuvent évoluer avec la blennorrhagie ou la tuberculose comme facteurs étiologiques. L'école de Lyon tend même à dire que sous chaque arthrite accompagnée d'un épaississement synovial se cache la tuberculose. Cette opinion me semble un peu excessive, car si le traitement d'Aix-les-Bains donne des résultats merveilleux dans le cas de rhumatisme chronique, soit d'origine rhumatismale, soit d'origine gonococcienne, il en est tout autrement dans les rhumatismes d'origine tuberculeuse

Institut Zander.
Appareil pour l'assouplissement du genou.

qu'il ne faut ni masser ni mobiliser. Le clinicien
doit savoir dépister la tuberculose articulaire, avec
sa forme fongueuse, ses atrophies rapides et hors
de proportion avec l'arthropathie, s'appuyant sur
l'auscultation, l'habitus général, les commémoratifs
et les antécédents.

A toutes ces formes cliniques que présente, suivant ses pério-
des, l'arthrite
chronique, la
douche-massage
d'Aix est appli-
cable et consti-
tue un traite-
ment de choix
doué au plus
haut degré de
l'action résolu-
tive.

L'atrophie des
muscles, le re-
lâchement des
ligaments, si fré-

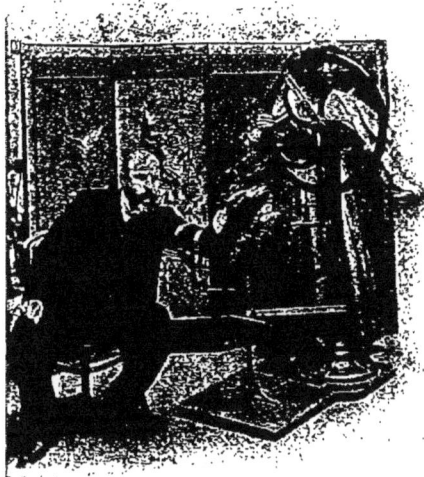

Institut Zander.
Appareil d'assouplissement du coude.

quents après les hydarthroses prolongées, ou, au
contraire, les raideurs, l'ankylose incomplète seront
améliorés par la douche-massage générale ou locale,
l'étuve de vapeur dans les cas de douleur persis-
tante, par les mouvements méthodiques, et par la
piscine comme gymnastique des membres inférieurs.

Suivant le degré des lésions, un ou plusieurs
traitements seront nécessaires.

Il est à peine besoin d'ajouter que l'ostéo-arthrite
sèche, si elle est prise trop tard, sera au-dessus
des moyens de l'art.

Rhumatisme blennorrhagique. — Le rhumatisme blennorrhagique se reconnaîtra à la concomitance d'un écoulement uréthral ou aux commémoratifs, à son siège le plus souvent aux petites articulations : il peut du reste affecter toutes les formes du rhumatisme chronique et sera amélioré par le traitement d'Aix dès que la muqueuse uréthrale aura été guérie. La cure de cette forme de rhumatisme est longue, peut nécessiter plusieurs saisons, notamment pour certaines formes rebelles, telle la *talalgie*.

Goutte et rhumatisme goutteux. — Longtemps on a cru que les eaux sulfureuses calciques d'Aix étaient contre-indiquées dans le traitement de la goutte.

Garrod (in *The Lancet*, 4 mai 1889) a montré la valeur de l'usage externe de ces eaux et les observations de tous les médecins de la station sont venues affirmer les bienfaits retirés de l'emploi judicieux du traitement. Certes, il ne viendra à personne l'idée de masser, ni de placer sous une douche à 40° un malade en pleine crise ou en imminence : il est utile de savoir la respecter, mais comme traitement prophylactique, la cure d'Aix-les-Bains rend les plus grands services.

Le traitement doit être donné avec douceur les premiers jours, il faudra tâter la susceptibilité de chaque malade par des bains prolongés, des massages doux sous la douche à 36°, puis augmenter la force du traitement au bout de peu de temps. L'usage d'une eau hypominérale, du jus de citron, un régime approprié devront être en même temps recommandés.

Cependant tous les goutteux ne sont pas justiciables

d'Aix : lorsque les cardiopathies artérielles, l'aortite se sont installés avec ces œdèmes localisés décrits par Potain sous le nom de *pseudo-lipomes sous-claviculaires*, le traitement devient contre-indiqué.

Il rendra les plus grands services encore dans le rhumatisme goutteux, reconnaissable à son étiologie, à sa concomitance avec la gravelle, la lithiase biliaire ou le diabète, son apirexie, et même sa température subnormale, aux dépôts uratiques sous la peau, aux urines hypotoxiques et, si besoin est, à l'examen radiographique qui montre un cartilage articulaire conservé avec des taches blanchâtres révélant la présence d'ostéophytes de constitution uratique.

En résumé, les goutteux justiciables des eaux d'Aix-les-Bains sont les goutteux articulaires asthéniques, à accès fréquents ou éloignés, et qui présentent les manifestations du rhumatisme goutteux avec tophus. L'accès de goutte récent, la dégénérescence rénale, l'aortite sont des contre-indications formelles.

Arthritisme. — Ce que nous avons dit plus haut des rhumatismes nous permettra d'être bref sur le rôle du massage sous l'eau dans l'arthritisme. Toutes les manifestations de l'arthritisme sont justiciables de la station, surtout depuis que le traitement d'Aix est devenu mixte, à la fois externe et interne. En premier lieu doit être rangé le diabète arthritique.

Diabète arthritique. — Le Dʳ Durand-Fardel dans son article : *La cure de Vichy* (*Memento de médecine thermale, Gazette des eaux*) s'exprime ainsi : « La douche-massage, installée à Vichy

depuis plusieurs années, y a apporté une nouvelle
ressource très précieuse dans le traitement des
goutteux, des rhumatisants, des obèses et des dia-
bétiques. » Cet avis doit être soigneusement enre-
gistré, car il montre l'influence du bon fonction-
nement de la peau dans cette affection rebelle et
l'intérêt que les malades trouvent dans une cure
à Aix-les-Bains.

Obésité, dermatoses arthritiques. —Ces affections,
dépendances de l'arthritisme, sont améliorées par
le traitement et l'usage de sudations, de pulvérisa-
tions localisées.

Affections des muscles. — Les ruptures musculaires partielles qu'on observe surtout aux muscles dorso-lombaires, où elles prennent le nom
de *tour de rein* ou *lombago*, aux muscles du
mollet où elles s'appellent *coup de fouet*, aux
muscles de la cuisse, aux muscles du cou, où elles
deviennent *torticolis*, sont des indications ration-
nelles de la douche-massage d'Aix, mieux encore
que du massage simple qui est, depuis longtemps
d'ailleurs, usité en pareil cas.

Il en est de même de la *myosite chronique sclé-
reuse* qui se développe dans les muscles des membres longtemps immobilisés, des *amyotrophies
arthropatiques*, et des atrophies musculaires consécutives à une affection articulaire.

*Névralgies rhumatismales, et en particulier la
sciatique*. — Ce que je dirai de la sciatique s'appli-
que aux autres névralgies rhumatismales ; je la
prends comme type pour éviter des redites.

L'étude des cas que j'ai traités à Aix-les-Bains
m'a confirmé dans l'opinion qu'un nerf sciatique

douloureux ne doit pas être massé et ne doit pas subir la percussion de l'eau. Dans une communication à la Société d'Hydrologie de Paris (1) j'ai montré les bienfaits obtenus par l'emploi de l'eau d'Aix-les-Bains en baignoires ou piscines.

Il est remarquable de constater le bien-être immédiat obtenu. Dans les baignoires, l'eau sulfureuse chaude est mélangée soit avec de l'eau froide ordinaire, soit avec de l'eau sulfureuse réfrigérée pour obtenir la température désirée : 34° pour les premiers bains, 36° à 37° dans la suite. Le bain se prolonge, selon la manière dont le patient le supporte et selon son âge, de quinze minutes à une demi-heure.

Les bains de piscine permettent une heureuse variation du traitement. La température y est maintenue à 35°. Lorsque la marche est encore pénible, le malade peut cependant y circuler sans douleur, se livrer même à la natation, et l'exercice musculaire lutte contre l'atrophie et l'impotence fonctionnelle dans les sciatiques rebelles. Ces bains peuvent être prolongés durant une heure.

Lorsque la sciatique est indolore, soit que le malade arrive en cet état, soit que le traitement amène ce résultat au bout de quelque temps, la douche avec massage est indiquée pour combattre l'état rhumatismal ou arthritique, facteur fréquent de la sciatique.

La syphilis. — Le traitement aux eaux sulfureuses est envisagé de deux manières. Ou il sert de pierre de touche, ou il aide à l'absorption d'une dose plus forte de sels mercuriaux.

---

(1) *Le traitement de la sciatique à Aix-les-Bains* (1907).

Occuper une saison pour savoir si l'on aura ou
non des accidents tertiaires semble aujourd'hui
perdre son temps : un traitement dans une ville d'eau
non suivi de l'éclosion de quelques manifestations
ne veut en rien dire que la virulence de l'infection
ne se manifestera plus jamais. Aussi je n'envisage
la cure aux eaux sulfureuses que comme un moyen
de faire absorber, grâce à la sudation intensive et
à la diurèse obtenue, des doses plus considérables
de mercure.

J'ai l'habitude de faire à mes malades des injections profondes de sels solubles dans la région
fessière. J'emploie la plupart du temps du cyanure
de mercure associé à un peu de cocaïne, l'injection
est vraiment indolore. Je préfère le plus souvent
ce mode de faire aux frictions, car avec celles-ci
l'opérateur absorbe autant de mercure que l'opéré ;
aux injections de sels insolubles qui s'emmagasi-
nent et se trouvent libérés tout d'un coup en trop
grande quantité par le massage. Je puis, ajouter
qu'ainsi je n'ai jamais observé d'accidents.

Affections nerveuses. — Le Dr Forestier a signalé
des soulagements pour un temps dans la maladie
de Parkinson ; le tabes, grâce aux piscines où le malade
peut réapprendre la marche, à la mécanothérapie,
et à la cure intensive de la syphilis peut être
amélioré ; la chorée de l'enfance, liée probablement aux accès de rhumatisme, trouvera un grand
bienfait. Quant aux hémiplégies, paralysies spinales,
paralysies infantiles, atrophies musculaires, si dans
certains cas on obtient un bon résultat, celui-ci ne
sera malheureusement que passager.

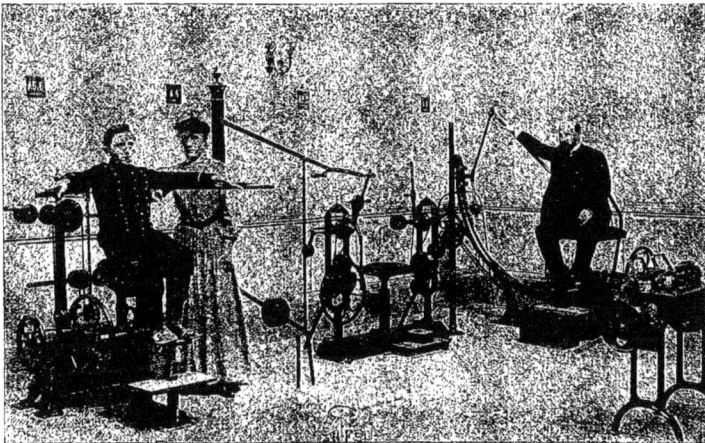

Institut Zander. — Appareils pour la respiration active et l'assouplissement de l'épaule.

INDICATIONS CHIRURGICALES

SUITES D'OPÉRATIONS CHIRURGICALES ET DE TRAUMATISME

Les traumatismes accidentels : contusions, plaies, fractures, entorses, luxations ; les traumatismes chirurgicaux, opérations sur les articulations et les os, arthrotomie, résection, etc. déterminent à leur suite des raideurs articulaires, des adhérences tendineuses, des rétractions cicatricielles, des troubles trophiques de la peau, l'atrophie des muscles, etc.

Dans toute cette série d'affections qui, en résumé, laissent la plupart du temps après elles une incapacité fonctionnelle, soit musculaire, soit articulaire, l'action résolutive des eaux d'Aix, combinées avec le traitement par les divers agents physiques, permet de récupérer, dans les meilleures conditions possibles la fonction plus ou moins diminuée, suivant la gravité des lésions primitives.

CONTRE-INDICATIONS

J'ai, au cours des indications du traitement, indiqué au fur et à mesure les contre-indications à la cure. Je veux simplement résumer ici brièvement les principales :

1° Etat des reins. L'insuffisance rénale est une contre-indication, car le rein est congestionné et soumis à un hyperfonctionnement pendant la cure dont il ne pourrait faire les frais.

2° Etat du cœur. Les affections valvulaires non compensées sont une contre-indication absolue.

Lorsque la compensation existe, le traitement rendra des services, comme l'ont montré les observations des Drs Blanc et Guyenot (1).

3° Etat des artères. L'artério-sclérose confirmée, l'aortite, les anévrysmes doivent faire proscrire le traitement, car sous son influence la tension intra-vasculaire s'élève, ce qui est un danger.

4° Etat des poumons. La tuberculose doit être soigneusement dépistée et rejetée, quelle qu'en soit la forme. L'emphysème pulmonaire confirmé rend le séjour des cabines dangereux.

(1) *Les Affections cardiaques à Aix-les-Bains*, par les Drs BLANC et GUYENOT.

CHAPITRE VII

CONDUITE DU TRAITEMENT

La durée du traitement est généralement de 21 à 28 jours. Les réactions urinaires montrent que la modification des échanges nutritifs se trouve effectuée avec 16 à 20 douches et l'expérience prouve qu'un traitement normalement dirigé a produit son effet au bout de ce temps.

Cependant, dans certains cas, le traitement doit être prolongé (goutte, sciatique, rhumatisme déformant). Si d'autre part le baigneur arrive en crise aiguë, il faut commencer par quelques bains, avant d'instituer le véritable traitement, ce qui naturellement prolonge la cure.

Il faut imposer aux malades un repos tous les 4 à 5 jours ; en cas de nécessité, on rapproche les jours de repos ; au besoin on en met tous les deux jours.

Mais le traitement n'est pas fini avec la dernière douche ; je conseille toujours à mes malades de se reposer de 8 à 15 jours après le traitement, de faire une cure d'air et de soleil et de ne reprendre les affaires et la vie agitée qu'après ce laps de temps. La chose est nécessaire pour permettre aux évacuations rénales de reprendre la normale. Ils doivent conti-

nuer à suivre une cure de lavage interne durant ce
temps avec une eau hypominérale comme l'eau de
la source des Deux-Reines, et renouveler cette
cure au bout de trois mois.

A quelle époque le traitement est-il le mieux sup-
porté : la saison est ouverte à Aix depuis le 1er mai
jusqu'à fin septembre. Si la chaleur est chose
bonne comme adjuvant à la sudation, elle empêche,
quand elle est trop forte, de prendre les exercices
nécessaires. Aussi j'engage vivement de venir entre
le 15 mai et le 15 juillet ou entre le 15 août et fin
septembre, en calculant que le départ devra se faire
du 1er au 5 octobre au plus tard.

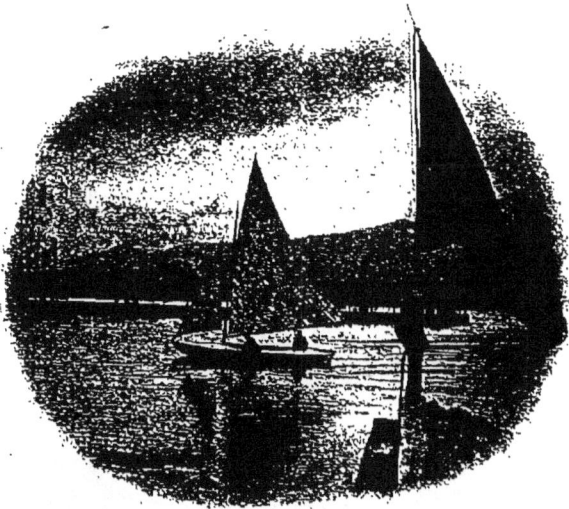

Lac du Bourget. — Extrémité sud.

Renseignements pratiques

Aix-les-Bains (Savoie) sur la grande ligne de Paris à Rome.

581 kilomètres de Paris.

90 kilomètres de Genève.

124 kilomètres de Lyon.

Trajet : de Paris, en 8 h. 1/2 ; de Genève, en 2 heures ; de Londres, en 20 heures ; de Berlin, en 26 heures.

Altitude : 258 mètres, au pied du mont Revard, au sommet duquel on monte par un chemin de fer à crémaillère. Stations climatériques des Corbières (700 mètres), du Revard (1.545 mètres).

Hôtels et pensions : Grands hôtels modernes, genre palaces ; hôtels de premier ordre avec prix allant de 12 à 18 francs ; pensions bourgeoises avec cuisine très soignée à partir de 7 francs.

Promenades en grand nombre, dans les vallées et sur le lac du Bourget ; distractions nombreuses en ville : concerts, théâtres, feux d'artifice, courses, batailles de fleurs, fêtes nautiques, tir au pigeon.

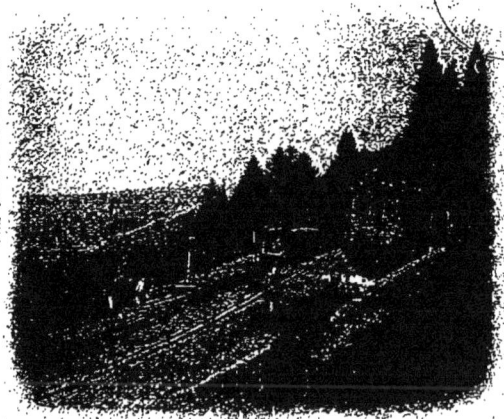

Chemin de fer du Mont-Revard. — Station de Pré-Japert.

Paris. — Imprimerie F. Levé, 17, rue Cassette.